SUR UN CAS

DE

PÉRICARDITE

ADHÉSIVE

(SYMPHYSE CARDIAQUE)

PAR

Le Dr C. ARTIGALAS

PROFESSEUR AGRÉGÉ
A LA FACULTÉ DE MÉDECINE ET DE PHARMACIE DE BORDEAUX
MÉDECIN DES HOPITAUX

—•—

BORDEAUX

IMPRIMERIE G. GOUNOUILHOU

11 — RUE GUIRAUDE — 11

—

1888

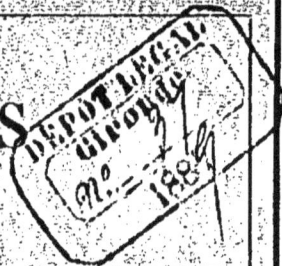

SUR UN CAS

DE

PÉRICARDITE

ADHÉSIVE

(SYMPHYSE CARDIAQUE)

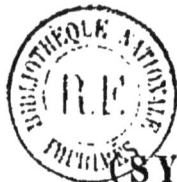

PAR

Le Dʳ C. ARTIGALAS

PROFESSEUR AGRÉGÉ

A LA FACULTÉ DE MÉDECINE ET DE PHARMACIE DE BORDEAUX

MÉDECIN DES HOPITAUX

—◄►—

BORDEAUX

IMPRIMERIE G. GOUNOUILHOU

11 — RUE GUIRAUDE — 11

1889

SUR UN CAS

DE

PÉRICARDITE ADHÉSIVE

(SYMPHYSE CARDIAQUE)

MESSIEURS,

Vous n'êtes guère habitués à voir discuter au lit du malade le diagnostic « symphyse cardiaque ». Presque toujours ce n'est qu'à l'amphithéâtre d'autopsies que vous en voyez les lésions. Passée inaperçue bien souvent au lit du malade, cette maladie, malgré les conséquences qu'elle comporte, n'arrête guère votre attention. Mille autres noms sont prononcés; hypertrophie, dilatation du cœur, lésions valvulaires préoccupent le clinicien et, pendant ce temps, doucement, sans bruit, lentement, sauf circonstances adjuvantes, le mal fait sa route, comme il convient à son génie et tue le malade sans avoir même été soupçonné.

Est-ce à dire que, même le diagnostic fait, nous puissions enrayer le mal, arrêter l'évolution morbide et rendre au malade des services sérieux? Hélas! pour le moment, ce que nous pouvons est bien peu de chose. Mais n'est-ce pas l'histoire sans cesse recommencée de toute connaissance qui s'établit? Paradoxe aujourd'hui, une idée devient vérité demain. Nous vivons en un temps où, plus que jamais, le terrain scientifique est mouvant. Seuls, s'arrêtent aux choses connues et refusent d'aller plus loin ceux qui ont eu grand'peine à apprendre le déjà su et, dans chaque pas fait en avant, voient avec terreur un gradin à franchir.

Cela peut-il nous arrêter? Bien au contraire, plus difficile est le sujet, plus méritoire devient l'effort. Aussi, persuadé que tôt ou tard ce que nous allons essayer d'établir sera profitable, allons-nous faire, aussi bien que la science le permet, l'étude de l'affection que j'ai prise pour sujet de cette leçon. Le plan en sera très simple : je vous relaterai d'abord, aussi brièvement que possible, l'observation d'un malade que vous avez pu voir dans les salles, puis nous étudierons les symptômes locaux et généraux de l'affection; enfin le diagnostic, le pronostic et le traitement nous occuperont pendant quelques instants.

G... (Paul), vingt-quatre ans, est entré à l'hôpital pour un œdème des membres inférieurs qui date déjà d'une quinzaine de jours et le met dans l'impossibilité absolue de continuer son métier d'arrimeur sur les quais.

Ses antécédents héréditaires ne nous offrent rien de particulier; son père est mort par accident; sa mère a eu parfois des douleurs rhumatismales, mais, sauf cela, a une santé suffisamment bonne. Deux frères et une sœur, les seuls qu'il ait eus, sont bien portants. Lui-même, après avoir fait quelques voyages au Grand-Banc comme pêcheur de morues, a pris le métier qu'il exerce actuellement à la suite d'une fracture de jambe, suite de chute. Il a eu trois attaques de rhumatisme, en 1882, en 1884 et en 1886. Pendant cette dernière, qui a duré près de deux mois, qu'il a passés à l'hôpital, il a eu plusieurs vésicatoires sur la poitrine et est resté, depuis, essoufflé. Il éprouve aussi depuis ce temps-là des douleurs précordiales, souvent angoissantes. Il est vrai de dire que le malade fume avec excès et que peut-être une partie des symptômes angineux peut être rapportée à cette cause.

Il a eu les membres inférieurs enflés un certain nombre de fois. Tous les soirs, depuis quelque temps, les cous-de-pied et les jambes présentaient un léger degré d'œdème qui formait des bourrelets saillants près des points comprimés par la chaussure ou les vêtements. Cette enflure, absolument indolore, ne préoccupait en rien le malade et ce sont surtout les douleurs précordiales et la gêne respiratoire qui nous l'amènent.

A l'examen direct du malade, nous constatons, en examinant la paroi antérieure du thorax, que les veines cervicales superficielles sont légèrement gonflées. Les thoraciques se dessinent sous la peau en lacis très apparent du côté gauche et certainement cette stase doit être bien plus considérable après un travail quelconque.

Faisant renverser en arrière la tête de notre malade comme il faut toujours le faire en pareil cas, vous constaterez un soulèvement rythmé des jugulaires. Quand, dans quelques instants, nous chercherons avec quel temps de la révolution cardiaque cette ondulation coïncide, nous verrons que c'est avec la systole. Nous ne nous arrêtons pas davantage pour l'instant à ce symptôme.

Passons à l'examen du cœur. A la vue, il est impossible de fixer la position de la pointe. Le cœur ondule sous la paroi, et la cage thoracique, au lieu d'être ébranlée en un point, comme à la normale, est le siège d'un mouvement vibratoire. A chaque systole, on voit deux centres spéciaux de mouvement, l'un dans le troisième espace intercostal gauche au contact du sternum, l'autre dans le sixième espace intercostal en dedans de la ligne mamelonnaire, du même côté.

Les battements du cœur sont fréquents, parfois très énergiques, parfois au contraire singulièrement affaiblis, ils se traduisent à peine par un frémissement léger de la paroi, frémissement doux qui ressemble à une ondulation. Cette ondulation, je vous prie de le remarquer, a des caractères spéciaux qui doivent arrêter notre examen. Au moment de la systole cardiaque, au lieu du sentiment habituel de la pointe, vous voyez au contraire se faire une dépression ayant deux points de maximum, la région correspondant à la base et la région en contact avec la pointe du viscère, *mais s'étendant à toute la région précordiale*. Retenez ce fait capital, nous y reviendrons dans quelques instants pour lui demander toutes les indications qu'il est susceptible de nous donner et vous verrez qu'elles sont considérables.

Délimitons maintenant le cœur. Cet examen nous décèlera aussi quelques particularités à noter. Pas de modifications dans l'étendue transversale de la matité, et je ne m'y arrête pas. Mais si nous voulons établir par la percussion la ligne inférieure de la matité cardiaque, nous voyons qu'elle est considérablement descendue.

Placez votre doigt au-dessous des fausses-côtes et percutez : le son a ce ton spécial dû à la présence de l'estomac et dont j'ai décrit il y a quelques jours les caractères dans la leçon que j'ai eu l'occasion de vous faire sur la dilatation et la distension stomacales.

Rapportez-vous au-dessous de l'aire de Traube. Votre doigt remonte graduellement vers la région péricardique en percutant toujours et, brusquement, une matité compacte résiste sous votre doigt, au niveau de la septième côte, dans l'étendue correspondant au cartilage de cette côte. Délimitons cette matité en formant un triangle dont la base se continue avec la matité cardiaque en haut. Le côté droit côtoie le bord gauche du sternum ; le côté gauche, long de cinq centimètres à peu près, joint un point situé sur la sixième côte gauche, à deux travers de doigt du sternum, avec le sommet du triangle qui est situé au niveau de l'articulation chondro-sternale de la septième côte.

Nous avons donc là un phénomène analogue à celui que nous avons indiqué [1] comme constant dans la péricardite à épanchement. Est-ce dire que nous devons penser à cette dernière affection ? Nous verrons dans quelques instants que tel n'est pas le diagnostic à poser.

Signalons une particularité, que l'estomac est dilaté.

Il est distendu en ce moment, mais il y a plus de deux heures que le malade n'a pas bu et il n'a pas mangé depuis hier soir, ce qui fait plus de quatre heures, minimum requis pour ne pas confondre la dilatation et la distension stomacales. Ce détail ne touche pas directement à mon sujet, mais je crois utile de vous le signaler,

[1] Voir thèse de Léon Cuillé. Bordeaux, 1888.

car il arrive souvent que, par mégarde, on prononce le nom de *dilatation stomacale*, alors que quelques heures écoulées font voir un estomac revenu à ses limites normales.

Eh bien, quoique dilaté, le viscère est cependant abaissé, la ligne supérieure qui le délimite est située à plus d'un travers de doigt au-dessous de la normale. Il est certain cependant que la poussée de l'estomac se fait aussi énergiquement en haut qu'en bas et que, bien souvent, c'est surtout dans ce sens que ce fait la distension. Pourquoi donc, dans ce cas-ci, voyons-nous la ligne stomacale supérieure, la limite supérieure de l'aire de Traube être abaissée et abaissée d'une façon permanente et notable? C'est encore un fait à rapprocher des dépressions systoliques que nous avons notées à la palpation et ces deux signes se complètent réciproquement, se corroborent l'un l'autre; ils nous serviront de base principale du diagnostic que nous allons essayer de poser.

Mais auparavant examinons rapidement le rythme et les bruits cardiaques. Le rythme, nous l'avons déjà décrit, il ne nous reste que les bruits. Ils sont tous normaux à tous les orifices, sauf à la base où l'on perçoit un souffle systolique doux, dont le maximum est au cartilage de la troisième côte gauche, un peu au-dessus de cette côte, à un travers de doigt en dehors et à gauche du sternum, se propageant transversalement dans le même espace intercostal vers l'aisselle. Rien aux autres orifices; pas de souffle à l'orifice tricuspidien, seulement le claquement des valvules est partout moins fort que chez un sujet sain.

L'uropoèse se maintient; le malade urine en moyenne 1,500 grammes d'une urine pâle, contenant de l'albumine non rétractile. Le pouls est bon, quoique faible et dépressible. Les fonctions de respiration et de nutrition ne présentent rien de particulier. L'examen attentif de la poitrine démontre l'intégrité du parenchyme pulmonaire. Rien à noter, notamment en arrière, à gauche de la colonne vertébrale, dans la région où se constate le *quadrilatère tympanique* des épanchements péricardiques.

Nous avons, je crois, en ce moment tout ce qui nous est nécessaire pour poser le diagnostic; aussi, si vous le voulez bien, avant d'aller plus loin, nous résumerons en quelques traits principaux tout ce que je viens de dire. Le tableau sera plus clair si les lignes d'esquisse apparaissent seules. Devenus plus saillants, les reliefs du tableau clinique rendront plus facile la comparaison de ce malade avec ceux atteints de maladies similaires.

Notre malade est jeune encore. Il exerce un métier des plus pénibles qui l'expose à des refroidissements fréquents et lui fait supporter toutes les variations atmosphériques. Auparavant, il a fait les dures campagnes de Terre-Neuve, comme mousse d'abord, puis comme matelot. Et je n'ai pas besoin de vous dire combien pénibles et dangereux sont ces voyages et ce séjour en temps de pêche à une haute latitude. Aussi trois attaques de rhumatisme de deux ans en deux ans, de 1882 à 1886, ont arrêté le malade et, d'après toutes probabilités, la troisième s'est accompagnée de péricardite avec épanchement. Depuis lors, tous les jours, vers le soir, proportionnellement à la fatigue suppor-

tée, œdème des membres inférieurs. D'autres symptômes : dilatation des veines thoraciques et cervicales,
faux pouls veineux des jugulaires, sont entrés en
scène. Contractions cardiaques faibles ; à chaque systole, au lieu du refoulement de la paroi par le viscère
contracté, deux centres d'attraction en dedans se forment, l'un en un point correspondant à la base, l'autre
dans la région de la pointe. Le cœur rampe sous la
paroi à chaque systole et tire en dedans les espaces
intercostaux. Le cœur paraît abaissé, il est fixé dans
une position anormale contre le bord gauche du sternum et écorne l'angle interne de l'espace de Traube,
malgré la coïncidence d'une dilatation stomacale assez
notable. Le rythme cardiaque est troublé, des contractions violentes et précipitées sont remplacées par une
série de systoles sourdes et affaiblies. Le malade est
essoufflé, présente des phénomènes d'angine de poitrine et un peu d'albuminurie. Apyrexie complète et
nulle fluxion articulaire en ce moment. Tel est brièvej
ment résumé l'aspect de notre sujet.

Tous les troubles morbides sont assurément d'ori-
gine cardiaque, il nous reste à établir quelle est la
lésion du viscère central de la circulation ou de ses
enveloppes qui peut nous expliquer les symptômes
que nous venons de constater.

Sera-ce une lésion valvulaire ? L'aspect du malade
est trop complexe pour laisser s'arrêter l'attention,
même un seul instant, à cette hypothèse. Du *mitral*,
notre malade a les œdèmes, la pâleur, les essouffle-
ments ; de *l'aortique*, les crises douloureuses ; du *car-*

diaque droit, la dilatation des veines tributaires de la veine cave supérieure, le faux pouls veineux des jugulaires. Et pas un souffle cardiaque qui mérite de nous arrêter, pas de dédoublement dans les bruits du cœur. Loin de moi la pensée de dire qu'on n'est cardiaque qu'à condition d'avoir un souffle et que du moment qu'un orifice insuffisant cu rétréci souffle peu ou prou, on soit cardiaque par cela même. Non, Messieurs, et je m'élève contre cette erreur, qui a eu des conséquences déplorables : « qu'on n'est pas cardiaque sans souffle ». L'homme que je vous présente est un cardiaque, mais ce n'est pas encore un valvulaire. En vaut-il mieux pour cela et le pronostic doit-il être adouci? C'est ce que nous verrons plus tard; mais d'ores et déjà, je me hâte de vous dire que non.

En effet, Messieurs, le cœur dans son entier est touché, il est gêné en tous sens et s'il fournit encore au travail physiologique qui lui incombe, ne vous en étonnez pas, le sujet est jeune, bien musclé et, sans la lésion qu'il porte, admirablement doué pour résister à la maladie. Si le cœur travaille encore avec cette énergie, c'est que le muscle est sain, relativement du moins, et que l'obstacle est extrinsèque. Disons-le tout de suite, la lésion est péricardique. Établissons d'abord ce point; une rapide comparaison avec les affections à symptômes analogues, nous démontrera qu'elle est exclusivement péricardique, que c'est une péricardite adhésive. Ensuite, nous essaierons de poser le pronostic et, pour nous conformer à l'usage établi, nous parlerons du traitement.

Reportons-nous quelques instants en arrière et rappelons-nous que le malade a eu plusieurs vésicatoires sur la poitrine, en 1886, et que c'est depuis cette époque qu'il a les œdèmes et l'anhélation dont il se plaint. Nous pouvons donc légitimement faire remonter à cette date le début de son mal. Que peut-il avoir eu alors? Une péricardite ou une endopéricardite. De l'endopéricardite, si elle a existé, il ne reste rien. Il n'en est pas de même de l'inflammation probable de la séreuse péricardique.

Le cœur est fixé dans une situation anormale; son bord inférieur arrive à l'articulation chondro-sternale de la septième côte. Cela est surabondamment démontré par la délimitation de la ligne supérieure de l'espace de Traube. Cette ligne est abaissée d'un travers de doigt dans toute sa moitié interne comme elle l'est dans les cas d'épanchement péricardique, ainsi que je vous l'ai démontré dans notre entretien sur la péricardite.

Le seul organe en contact sur ce point avec l'estomac sonore, c'est le cul-de-sac péricardique, et lorsqu'il est distendu par du liquide, c'est là que se vient inscrire la matité produite. Vous verrez dans une photographie annexée à la thèse de mon élève et ami L. Cuillé, la reproduction d'une coupe du péricarde distendu par une injection solidifiable. Le cul-de-sac antérieur de la séreuse se déprime et, en forme de coin, la matière à 'injection s'y accumule, s'y coagule, déprime l'estomac et forme un triangle de matité qui abolit la partie interne de la ligne supérieure de l'espace de Traube.

Ainsi fait le liquide épanché dans l'inflammation de la séreuse.

Supposez à l'inflammation une forme adhésive et au lieu de la disparition graduelle du liquide, vous observerez la formation d'adhérences plus ou moins serrées qui fixeront le cœur au cul-de-sac péricardique, et celui-ci au diaphragme. Mais quelles preuves avons-nous que cette matité, que nous attribuons à des adhérences, n'est pas due à du liquide actuellement épanché, à une dilatation avec flaccidité de la paroi ou à une hypertrophie du cœur?

Pour la non-existence d'une *péricardite actuelle,* nous avons le manque complet, absolu des signes qui trahissent l'épanchement dans le cul-de-sac postérieur du péricarde, la fixité absolue de la zone de matité, quelle que soit la position du malade et à quelque moment qu'on l'examine. Enfin, nous voyons le cœur ramper sous la paroi, ce qui serait absolument impossible avec un épanchement.

Qu'il y ait un certain degré de *dilatation cardiaque,* je n'y contredis pas, tant s'en faut. Mais le cœur est dilaté parce qu'il est tiraillé par des brides péricardiques et non par faiblesse de son tissu. Si vous auscultez un cœur dilaté à différents moments de la même journée ou à des jours différents, vous verrez les limites varier dans des proportions fort étendues. Cette mobilité, surtout dans la limite inférieure du viscère, est un excellent signe diagnostique de l'affection. Or, ici, rien de tel. Depuis quinze jours que le malade est dans mon service, sa matité n'a pas varié d'un millimètre.

L'*hypertrophie du cœur* ne pourrait non plus nous donner les symptômes observés, alors même que la période hyposystolique serait établie. Le cœur est abaissé, oui; mais la pointe n'a suivi qu'imparfaitement ce mouvement de descente, elle n'est pas déjetée à gauche et de plus il reste toujours cette dépression systolique qui, dans l'hypertrophie, est remplacée par un ébranlement propulsif de la paroi, ébranlement et propulsion proportionnels à l'énergie des systoles.

Tandis que la *péricardite adhésive* nous explique admirablement les symptômes que nous avons constatés. La *matité en triangle de l'angle interne de l'espace de Traube* est causée par des adhérences d'une très grande solidité, puisque l'estomac dilaté ne triomphe pas de leur résistance et descend dans l'abdomen sans repousser le diaphragme, comme il le fait, dans le cas de non-adhérences. La *dépression systolique*, déjà signalée par Hope comme signe de la symphyse cardiaque, est, dans le cas qui nous occupe, extrêmement prononcée et ne pourrait recevoir une autre interprétation.

Une *médiastinite progressive*, telle que l'a établie le professeur Jaccoud, dans ses leçons cliniques si remarquables par la précision de la discussion et la lumineuse clarté de l'exposition, pourrait donner les mêmes symptômes à peu près. Mais ici, en plus que je ne conteste pas ce diagnostic, qui n'est qu'une partie de celui que j'essaie d'établir en ce moment, un certain nombre de particularités sont contre lui.

La médiastinite ne produit pas l'adhérence du cœur à la paroi et, conséquemment, les symptômes divers que je viens d'exposer, au point de vue d'adhésion du viscère à la paroi et union indissoluble de leurs mouvements.

Une *tumeur médiastine* ou *vasculaire* aurait pu donner partie de ces symptômes, surtout ceux qui ont rapport à la compression de la veine cave supérieure, à la dyspnée, etc. Mais, du côté du pouls, nous ne trouvons pas de signes bien prononcés. Le pouls n'est ni lent ni paradoxal, à proprement parler, quoique cependant il y ressemble beaucoup.

La pointe est toujours au contact de la paroi, le mot de *choc précordial,* est impropre. Mais, sans entrer dans des détails de physiologie qui ne sauraient pas trouver ici leur place, on peut dire que le cœur, en se contractant, pousse contre la paroi et la fait bomber en dehors. Au contraire, lorsque l'adhérence entre le cœur et la paroi costale est intime, la contraction cardiaque produit des effets justement inverses. Au lieu de propulser la paroi, chaque systole l'attire en dedans. Aussi observe-t-on dans ces cas, au lieu de la propulsion thoracique normale, une dépression énergique *des espaces intercostaux* au niveau du péricarde. Cela est très facile à expliquer. Libre, le cœur se durcit et se porte en avant, tandis que, bridées, les parois thoraciques en contact avec lui suivent son mouvement et sont attirées au moment de la systole.

Dans des cas où les adhérences étaient très serrées, on a pu voir un mouvement actif de *propulsion diastolique,* dû au refoulement de la paroi du thorax par le cœur distendu à l'afflux du sang. Ici, Messieurs, ce signe manque; nous voyons les dépressions systoliques cesser au début de la diastole, mais nous ne percevons pas de projection active, à vrai dire.

Les adhérences péricardiques nous expliquent et les douleurs d'angine de poitrine et le gonflement des veines tributaires de la cave supérieure. Et à mesure que nous progressons, s'éclaircit comme à plaisir le tableau clinique si obscur et si chargé au début. Sans peine, vous imaginez le plexus cardiaque noyé dans une gaine celluleuse en voie de rétraction et, pour que vous ne puissiez garder aucun doute, la veine cave comprimée vient vous dire que c'est bien à la base du cœur que porte la coarctation. Si, par ailleurs, vous rappelez vos souvenirs anatomiques, vous voyez que toujours en cette région se trouve du tissu cellulaire lâche, que les plaques de frottement se font un peu au-dessous, mais que dans toutes les péricardites la base du cœur est infiltrée.

Cette notion bien établie, vous voyez sans peine tout le tableau morbide qui va se dérouler sous vos yeux. Combien grave est la situation, quoiqu'il n'y ait pas de souffle organique! En effet, que va-t-il se produire et quel va être notre pronostic?

Proportionnel à la lésion anatomique, parallèle à son aggravation.

Le tissu d'adhérences, comme le tissu de cicatrices, est extrêmement rétractile. Les symptômes de compression cardiaque ne feront que s'aggraver dans le cours du temps. Le processus dégénératif s'étendra au cœur dont la fibre disparaîtra graduellement et proportionnellement diminuera la contractilité cardiaque. Si donc il ne se produit pas d'accidents, le malade finira comme un cardiaque, par asystolie.

Mais la compression de la veine cave supérieure et du plexus cardiaque peut devenir plus forte et alors ces phénomènes de stase vasculaire et d'angine de poitrine devenir prédominants. Quoi qu'il en soit, le pronostic est fatal, mais à long terme, sauf circonstances étrangères. Toutefois, dans la situation sociale occupée par notre sujet, un accident est à craindre qui peut-être viendra brusquement terminer la scène : Je veux dire la mort subite. Les efforts journaliers que comporte son métier mettent à tout instant notre malade en imminence de mort et à cela nous ne pouvons rien.

Parlerons-nous du traitement?

L'omission ne serait pas capitale, disons-en toutefois quelques mots. L'iodure de sodium et le bromure de potassium pourront nous donner quelques légers résultats au point de vue des phénomènes angineux; la digitale doit soigneusement être réservée pour le jour où le cœur lassé demandera à la thérapeutique la force qui lui manque.

Mais si insister sur le traitement nous paraît inutile, résumer en quelques mots les symptômes présentés par le malade, pourrait être intéressant.

Vous verrez qu'à quelques particularités près, ce tableau se rapproche de celui attribué à la symphyse cardiaque par les rares auteurs qui s'en sont occupés. Vous y verrez notamment le signe de la reptation sys-

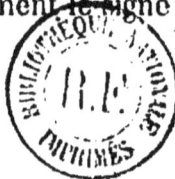

tolique indiquée par Jaccoud, le retrait systolique costal de Heim.

Cartilages et espaces intercostaux sont attirés à la systole, ainsi que Hope l'avait bien vu.

Nous né constatons pas, il est vrai, le collapsus systolique des veines cervicales vu par Friedreich, ni la propulsion diastolique, de Sander. Le pouls, sur lequel nous n'avons pas insisté, présente des caractères complexes. Ce n'est point le pouls paradoxal de la médiastinite adhésive ou de la péricardite à épanchement. Ce serait plutôt un degré atténué du pouls à plateau inférieur dont Potain a parlé au Congrès des Sciences médicales de 1878.

A tous les symptômes que je viens d'énumérer, se joint, pour établir le diagnostic, l'existence d'une zone triangulaire mate, dans l'espace de Traube, à la partie interne, au point correspondant à la zone mate de la péricardite à épanchement. L'abaissement direct de la pointe du cœur est aussi un fait à retenir. Le rythme cardiaque est modifié de telle façon qu'il ne ressemble à aucun des tracés des autres maladies cardiaques, et qu'il se caractérise surtout par une ligne ondulente inférieure, arrivant à des périodes rythmées.

Je ne parle pas des phénomènes de stase, dans le domaine de la veine-cave supérieure; ils sont accidentels, non adhérents au processus péricardite lui-même, et sous la dépendance immédiate de la transformation fibreuse du médiastin.

Isolés, les symptômes précédents ressortissent à des lésions diverses. Réunis, étudiés dans le présent, suivis dans leur marche, expliquée par les antécédents, ils forment un syndrome suffisamment caractérisé, différencié nettement de tous ceux qui lui sont connexes et qui ne peut reconnaître pour cause anatomique que la transformation scléreuse du péricarde. C'est donc le tableau clinique de la péricardite adhésive, de la symphyse cardiaque.

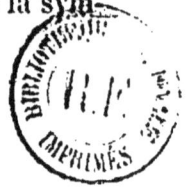

Bordeaux — Imp. G. Gounouilhou, rue Guiraude, 11.

287

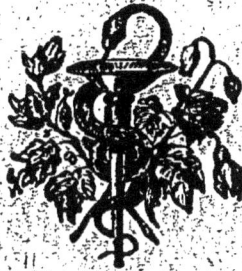

Bordeaux. — Imp. G. Gounouilhou, rue Guiraude, 11.

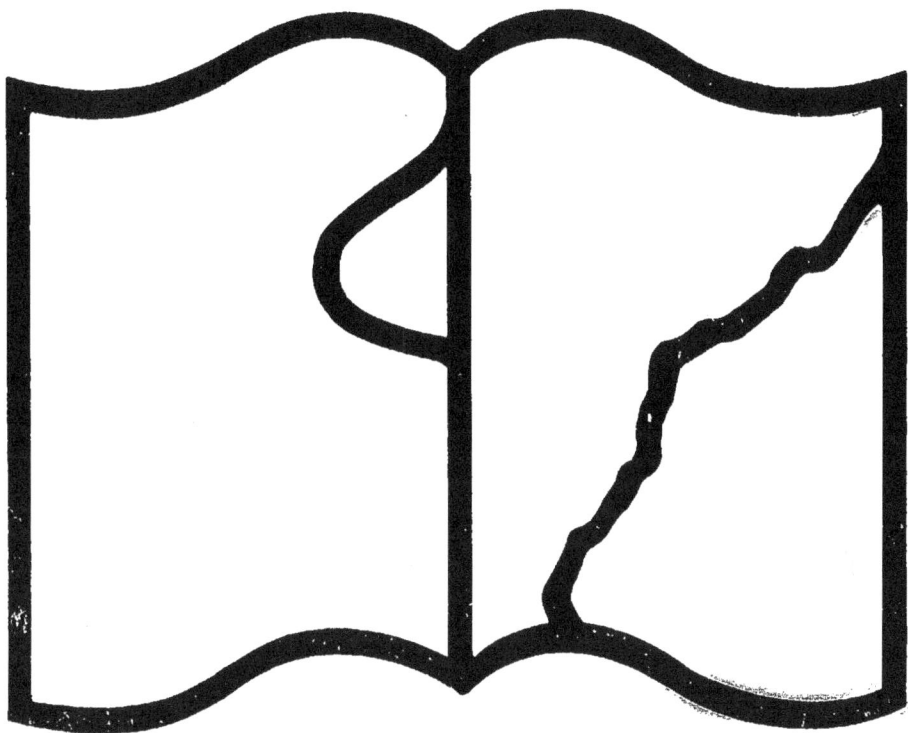

Texte détérioré — reliure défectueuse

NF Z 43-120-11

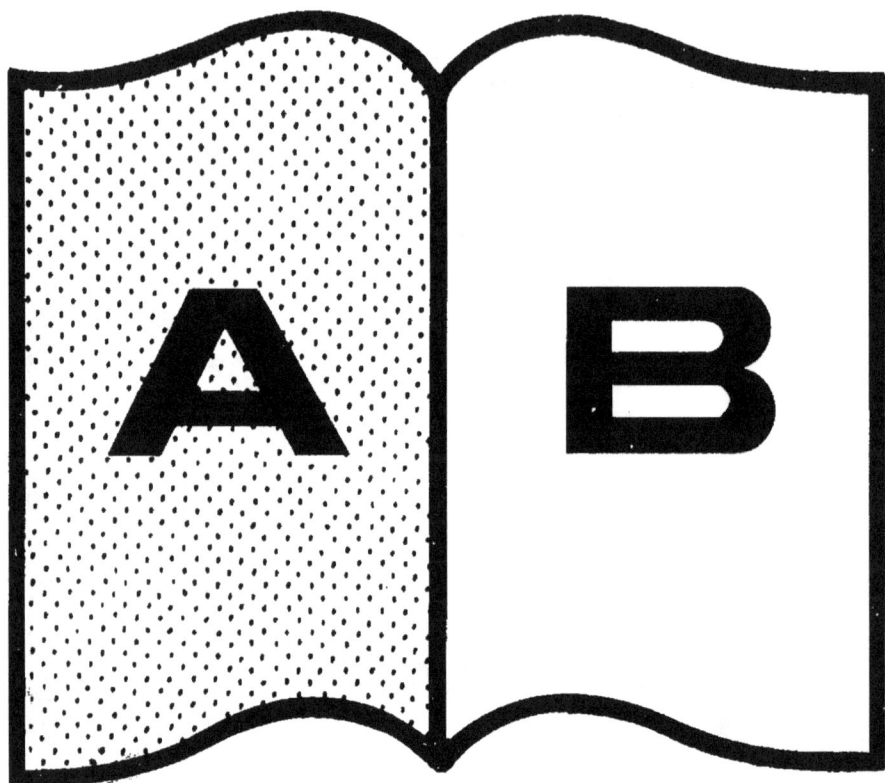

Contraste insuffisant

NF Z 43-120-14

www.ingramcontent.com/pod-product-compliance
Lightning Source LLC
Chambersburg PA
CBHW060535200326
41520CB00017B/5248